GUÉRISON

DU

CHOLÉRA-MORBUS

SANS MÉDECIN;

PRÉCÉDÉ

DES MOYENS DE RECONNAÎTRE INFAILLIBLEMENT LA MALADIE DÈS SON DÉBUT, DU TRAITEMENT SIMPLE ET FACILE A EMPLOYER DANS TOUS LES LIEUX ET TOUTES LES CIRCONSTANCES;

SUIVI DE

DIVERSES INSTRUCTIONS ET REMÈDES

A LA PORTÉE

DES HABITANS DES VILLES ET DES CAMPAGNES.

Extrait des observations prises dans les Hôpitaux, Bureaux de secours, et des Documens officiels

PUBLIÉS PAR L'AUTORITÉ MUNICIPALE.

PRIX : 1 fr. et **1** fr. **50** c. par la poste.
(Affranchir.)

PARIS,

A LA LIBRAIRIE RUE SAINT-ANDRÉ-DES-ARTS, N° 41.

1832.

GUÉRISON

DU

CHOLÉRA-MORBUS

SANS MÉDECIN.

PARIS. — IMPRIMERIE DE DECOURCHANT,
Rue d'Erfurth, n° 1, près de l'Abbaye.

GUÉRISON

DU

CHOLÉRA-MORBUS

SANS MÉDECIN;

PRÉCÉDÉ

DES MOYENS DE RECONNAÎTRE INFAILLIBLEMENT LA MALADIE DÈS SON DÉBUT, DU TRAITEMENT SIMPLE ET FACILE A EMPLOYER DANS TOUS LES LIEUX ET TOUTES LES CIRCONSTANCES;

SUIVI DE

DIVERSES INSTRUCTIONS ET REMÈDES

A LA PORTÉE

DES HABITANS DES VILLES ET DES CAMPAGNES.

Extrait des observations prises dans les Hôpitaux, Bureaux de secours, et des Documens officiels PUBLIÉS PAR L'AUTORITÉ MUNICIPALE.

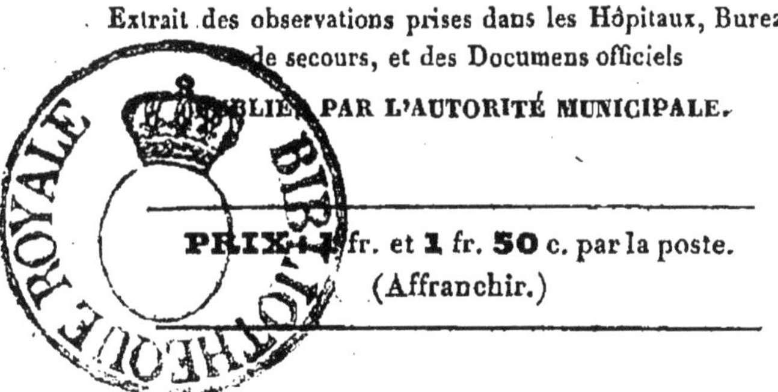

PRIX : 1 fr. et 1 fr. 50 c. par la poste.
(Affranchir.)

PARIS,

A LA LIBRAIRIE RUE SAINT-ANDRÉ-DES-ARTS, N° 41.

1832.

TABLE DES MATIÈRES.

CHOLÉRA DANS LES DÉPARTEMENS.

AVIS AU PUBLIC.

L'histoire du Choléra, depuis nombre d'années, ne présente que des désastres; partout il a semé la terreur. Ses symptômes sont effrayans; les moyens préservatifs commencent à être bien connus, ainsi que les méthodes curatives, grâce au zèle des diverses commissions. Il ne faut pas compter sur des mesures générales, qui sont inutiles: que chacun devienne son propre médecin; qu'il établisse un cordon sanitaire pour sa personne, sa famille et ses amis; que l'on ne conçoive aucune crainte, car les meilleurs préservatifs sont l'observance stricte des règles d'une bonne santé, savoir: la plus grande propreté et la sobriété, le calme et la tranquillité parfaite de l'esprit. Après avoir comparé avec la plus scrupuleuse attention les rapports des commissions sanitaires, nous offrons au public le fruit de nos recherches et de nos travaux, heureux si nos soins sont couronnés de succès !

GUÉRISON

Du Choléra-Morbus

SANS MÉDECIN.

ORIGINE ET MARCHE DU CHOLÉRA.

Le Choléra-morbus a pris naissance aux embouchures du Gange; il descend sur l'Europe, et, chose remarquable! il suit presque la même route que naguère ont parcourue les hordes de barbares qui ont inondé l'Occident. Il frappe d'épouvante les grandes populations, et n'abandonne les cités qu'après les avoir dévastées. Tout tremble et fuit à son approche. On le craint encore éloigné; en effet, il revient, frappe de nouveau ceux qu'il avait épargnés. Des villes l'ont vu plus de dix fois promener la mort dans leur sein. Vous croiriez peut-être que les mers, les fleuves, les montagnes, l'aridité du sol, de vastes forêts ou l'abaissement de la température lui servent de barrières? Non. Il traverse les mers, passe les fleuves, suit leur cours ou remonte à leurs sources; il gravit les montagnes, chemine à travers les longues et sinueuses vallées. Il se repose là où un grand nombre d'hommes se trouve amoncelé; il s'établit sur les routes du commerce, marche avec les armées, revient sur ses pas, sillonne le pays, et partout il laisse sur son passage la désolation et la mort.

La science, quoiqu'elle ait exactement suivi les désastres du Choléra dans les longues routes qu'il a déjà parcourues, l'a vu souvent franchir des espaces assez considérables, sans qu'elle ait pu apercevoir sous quelles influences il a abandonné un lieu pour paraître subitement à une distance fort éloignée. Cependant on peut conjecturer que les relations des peuples, les communications du commerce, les mouvemens des armées, ont puissamment contribué à sa propagation.

Les saisons les plus opposées, les climats chauds ou froids ne lui sont pas contraires : en un mot tout ciel lui est favorable. On le voit toujours et partout surgir subitement avec une égale violence. La malpropreté, l'intempérance excitent sa fureur ; où ces causes se trouvent réunies on ne compte que des victimes.

LE CHOLÉRA EST-IL CONTAGIEUX ?

Jusqu'à présent l'opinion générale des médecins a été que le Choléra, la fièvre jaune, le typhus et la peste n'étaient que des nuances d'un même principe contagieux qui se propageait par la communication immédiate d'un individu malade ou des objets dont il s'était servi; de là les conseils donnés aux gouvernemens pour les grandes mesures sanitaires : cependant il est de la plus haute importance de différencier les maladies contagieuses de celles qui sont épidémiques : l'atmosphère est toujours le mobile de celles-ci, ce sont ses révolutions, ses altérations qui changent la manière d'être des corps, disposent aux affections épidémiques, telles que la variole, la scarlatine, la rougeole : tel est le caractère du typhus, de la fièvre jaune et du Choléra; la peste, au contraire, se communique par le simple contact; cependant il faut encore certaines prédispositions pour qu'elle se communique; c'est ce qui a fait dire que la peste n'était pas essentiellement contagieuse.

Le Choléra, comme toutes les épidémies, atteint surtout ceux qui sont membres d'une même famille, les habitans d'un même quartier; pourquoi cela? parce qu'ils sont exposés aux mêmes influences. Les principes morbifiques du Choléra paraissent comme suspendus dans l'air, qui les transmet de proche en proche : les vents, les courans de rivière, les chaînes de montagnes semblent en faciliter la propagation : mais il faut toujours certaines prédispositions, puisque nous voyons des personnages d'un rang élevé en être frappés au milieu de leurs gardes, tandis que les médecins et les gens appelés à donner des soins aux cholériques n'en sont pas plus souvent atteints que les autres personnes.

CAUSES ET PRÉDISPOSITIONS.

D'après les autorités les plus respectables et les faits les plus authentiques, il est prouvé par induction que le Choléra est une maladie qu'on peut assimiler à la fièvre jaune, au Choléra de nos pays, au typhus ou aux fièvres pernicieuses qui existent partout et qui tuent en deux ou trois accès. Il faut certaines prédispositions pour en être atteint.

Le Choléra exerce principalement ses ravages dans les villes basses, humides, dans les quartiers populeux, dans les camps, les grandes fabriques, et dans tous les endroits où il y a de grandes réunions d'hommes qui éprouvent des privations; les causes les plus directes sont les alimens de mauvaise qualité, les viandes, les poissons gâtés, les céréales avariées, les vins nouveaux, la bière non fermentée, les fruits, l'abus du vin, des spiritueux, l'odeur des vomissemens, de l'haleine des malades, le défaut de sommeil, les fatigues excessives, la crainte de la mort, le chagrin de voir succomber ses parens, ses amis : ces prédispositions sont réellement les seules qui déterminent le développement du Choléra, quand l'atmosphère est imprégnée des vapeurs de ce fléau épidémique.

Les individus attaqués de ce fléau appartiennent presque généralement à la basse classe. Leurs conditions sont misérables, leurs besoins extrêmes. Leur nourriture consiste en pain noir et lourd, en eau-de-vie de pomme-de-terre, en viandes et harengs salés, et fromages. Leurs habitations mal tenues sont peu aérées; celles surtout situées sur le bord des rivières sont de véritables cloaques. Aussi est-ce dans ces lieux et dans les rues basses et étroites qu'il y a eu le plus de malades et de morts.

Les buveurs, les individus qui se livrent à la débauche, tous ceux qui font des excès, les personnes épuisées par des maladies, succombent en peu de temps.

DÉCLARATION DU CHOLÉRA.

Les caractères principaux du Choléra sont des crampes et des contractions violentes des extrémités, des coliques, des vomissemens et des selles abondantes; l'âme perd ses forces. Les insomnies, les terreurs, des sanglots redoublés, des convulsions effrayantes, ne sont pas les seuls tourmens réservés aux malades : une chaleur brûlante les dévore intérieurement, et cependant tous leurs membres sont déjà glacés du froid de la mort; autour d'eux une odeur fétide s'exhale de leur bouche souillée de sang et de matières vomies; alors les malades ne sont plus qu'un objet d'horreur et de contagion; la terreur est si grande quand le Choléra règne, que les citoyens s'évitent l'un l'autre, les voisins négligent leurs voisins; les parens même, s'ils se visitent quelquefois, s'arrêtent à une distance qui trahit leur effroi; si le Choléra fait des progrès, on voit le frère abandonner son frère malade, l'oncle son neveu, l'épouse son mari, et même quelques pères et mères s'éloigner de leurs enfans : aussi ne reste-t-il d'autres ressources que les conseils de quelques médecins, le dévoûment héroïque d'un petit nombre de parens ou d'amis, ou l'avarice des domestiques qui, pour un immense salaire, se décident à braver le danger.

TRAITEMENT ET GUÉRISON.

Aussitôt qu'un malade ressentira des coliques, des douleurs vives à l'estomac, qu'il éprouvera des vomissemens et des selles avec une sueur froide et des crampes dans tous les membres, ceux qui l'entourent devront recourir aux moyens indiqués par l'expérience.

Parmi le grand nombre de moyens thérapeutiques qui ont été opposés à la maladie, ceux qui paraissent avoir eu de bons effets, lorsque les symptômes sont peu graves, sont : les émissions sanguines, les boissons chaudes, les frictions sur toute la surface du corps et des membres avec de la flanelle sèche ou imbibée de vinaigre camphré, l'application sur le ventre de cataplasmes narcotiques et aromatiques, etc. Il ne faut pas croire à la contagion de cette maladie; on peut respirer l'haleine des cholériques, en être indisposé à la vérité, mais être bientôt rétabli. Des personnes courageuses se sont inoculé le sang de cholériques, à l'Hôtel-Dieu, sans éprouver aucune espèce de contagion.

En résumé, les moyens sanctionnés par l'expérience et la philosophie sont les suivans :

1° On fera chauffer à 30 degrés (Réaumur) un bain aromatique dans lequel on ajoutera une bouteille d'eau-de-vie camphrée ou quatre à cinq livres de sel marin, on y plongera le malade, en ayant soin de maintenir l'eau à la même température ;

2° Au sortir du bain on devra envelopper le malade avec des couvertures de laine, frictionner les membres avec un mélange de laudanum et d'éther un gros de chaque, dissous dans trois onces d'eau de Cologne et une once d'eau-de-vie camphrée ;

3° Tenir l'appartement bien chaud en le purifiant avec une solution de chlorure de chaux et en renouvelant l'air de temps en temps ;

4° Lui donner à boire une infusion de fleurs de bourache et de sureau édulcorée avec du sirop de capillaire ; on pourra aussi, avec avantage, alterner cette tisane avec une infusion d'hysope et de mélisse, où l'on ajoutera du sirop de quinine ;

5° Donner des lavemens avec une décoction de têtes de pavots, demi-gros de laudanum et vingt gouttes d'éther ;

6° Donner par cuillerée, de quart d'heure en quart d'heure, la potion suivante :

Infusion de mélisse, quatre onces ;

Eau de fleurs d'oranger, trois gros;
Sirop de capillaire, une once;
Laudanum liquide, demi-gros;
Ether sulfurique, dix gouttes;

7° Rarement les saignées générales ou locales sont utiles, cependant on pourra y avoir recours selon l'indication qu'un médecin prudent sait toujours discerner.

8° Pour calmer les douleurs du ventre on devra appliquer des cataplasmes de farine de graine de lin, très-larges et peu épais, et qu'on devra renouveler de deux heures en deux heures;

9° Si on réussit par ces moyens à calmer le premier accès, on devra de suite avoir recours au sulfate de quinine à la dose de dix à vingt grains, comme dans les fièvres pernicieuses.

Aussitôt la déclaration des premiers symptômes on pourra administrer la méthode suivante, qu'on conseille d'avoir chez soi toute préparée à l'avance.

Prenez 2 onces d'eau de cannelle ou d'eau de menthe poivrée, et de 18 à 24 gouttes de laudanum liquide de Sydenham, que l'on mêlera et qu'on prendra en une seule fois : on répétera cette potion en ne mettant que 10 gouttes de laudanum de demi-heure en demi-heure, jusqu'à ce que le calme soit rétabli.

Pour terminer, nous publions l'instruction rédigée par la commission de salubrité et l'autorité municipale, composée de MM. Pariset, Esquirol, Desgenettes, Leroux, Juge, Chevalier, Legrand et Marc, les médecins les plus distingués de Paris.

INSTRUCTION OFFICIELLE ET GÉNÉRALE.

« Le Choléra est une maladie grave. Cependant il est plus effrayant quand on l'attend qu'il n'est dangereux lorsqu'il existe. D'autres maladies épidémiques, telles que la petite-vérole, la scarlatine, certaines fièvres nerveuses, ont fait beaucoup plus de ravages, puisque, dans les contrées de l'Europe où il a régné et où il a rencontré le plus de circonstances favorables à la propagation, il n'a guère attaqué qu'un individu sur 75, et que, dans quelques villes même, ses atteintes n'ont pas jusqu'alors dépassé la proportion d'un individu sur 200.

Conduite à tenir pour se préserver du Choléra.

» 1° Le peu de danger que l'on court d'être atteint du Choléra doit rassurer les esprits. Il faut donc ne pas s'inquiéter et ne penser autrement à la maladie que pour exécuter les précautions propres à s'en garantir. Moins on a peur, et moins on risque; mais comme la tranquillité de l'âme est un grand préservatif, il faut en même temps éviter tout ce qui peut exciter des émotions fortes, telles que la colère, la frayeur, les plaisirs trop vifs, etc.

» 2° Il est d'observation que plus l'air dans lequel on habite est pur, et moins on est exposé au Choléra.

» On ne saurait donc trop faire attention à la salubrité des habitations. Ainsi il faut avoir soin de ne pas habiter et plus encore de ne pas coucher en trop grand nombre dans la même pièce, de l'aérer le matin et encore dans la journée, en ouvrant le plus long-temps et le plus souvent possible les portes et les fenêtres. Il conviendra aussi de placer dans les pièces habitées un large vase contenant de l'eau chlorurée (1). On peut enfin favoriser le renouvellement de l'air en faisant pendant quelques minutes un feu bien clair et flamboyant dans la cheminée.

» Il faut faire attention que l'ouverture des portes et fenêtres n'ait lieu qu'après

---

(1) *Eau chlorurée.* — Prenez chlorure de chaux sec, une once; eau, un litre. On verse sur le chlorure de chaux une petite quantité d'eau pour l'amener à l'état pâteux, puis on le délaie dans la quantité d'eau indiquée. On tire la liqueur à clair, et on la conserve dans des vases de verre ou de grès bien fermés. On peut aussi employer avec avantage l'eau chlorurée préparée avec le chlorure d'oxide de sodium, en mettant une once de chlorure dans dix à douze onces d'eau.

qu'on sera entièrement vêtu, afin de ne pas s'exposer au refroidissement. Il est bon, lorsqu'on le peut, de passer dans une autre pièce pendant cette opération.

» Enfin, sous le rapport des chambres à coucher, il faudra se servir des lits sans rideaux, ne jamais laisser séjourner l'urine ou les matières fécales dans les vases de nuit, qui devront être nettoyés promptement et toujours contenir un peu d'eau.

» L'air humide des habitations, malsain en tout temps, devient très-dangereux lorsque le Choléra règne. Il faut donc s'abstenir de faire sécher le linge dans la chambre qu'on habite, surtout si on y couche.

» Il faut non-seulement songer à aérer les chambres à coucher, mais maintenir encore dans le meilleur état possible de salubrité les maisons et leurs dépendances.

» Ainsi il faut avoir grand soin des plombs et des latrines, qu'on nettoiera au moins une fois par jour avec de l'eau chlorurée ou au moins avec de l'eau. On fera bien de tenir constamment bouchées par un tampon les ouvertures des tuyaux en plomb ou en fonte qui communiquent aux pierres à laver ou aux cuvettes extérieures, et de ne les déboucher qu'au moment de s'en servir.

» Chacun devra veiller à ce que les eaux ménagères soient vidées au fur et à mesure de leur production, qu'on ne les laisse pas séjourner entre les pavés des cours ou allées, et qu'elles s'écoulent rapidement par le ruisseau ou la gargouille qui les conduit dans la rue. Il faudrait même favoriser cet écoulement par un lavage à grande eau, si la pente n'était pas assez rapide.

» Les vitres devront être nettoyées au moins une fois par semaine, car l'action de la lumière est nécessaire à la santé de l'homme.

» Les fumiers, les excrémens, les débris d'animaux et de végétaux réclament beaucoup d'attention. On devra, en conséquence, empêcher leur accumulation en les faisant enlever le plus souvent possible.

» On se débarrassera des animaux domestiques inutiles. On s'abstiendra d'élever des porcs, des lapins, des poules, ou de nourrir des pigeons, etc., dans des lieux resserrés ou dans des cours peu spacieuses et qui n'ont pas d'air.

» Les habitans des maisons, particulièrement dans les quartiers populeux, devraient, à cet égard, se surveiller mutuellement; ils devraient en outre contribuer, chacun pour sa part, à la propreté des rues, surtout lorsqu'elles sont étroites : il y va de l'intérêt de tous.

» 3° Le refroidissement est placé, par ceux qui ont observé le Choléra, au nom- des causes les plus propres à favoriser le développement de cette maladie. Il est donc nécessaire d'éviter cette cause en se vêtant chaudement, et en se garantissant particulièrement le bas-ventre et les pieds de l'action du froid.

» A cet effet, il est bon d'entourer le ventre nu d'une ceinture de laine, de porter sur la peau des camisoles de tricot de laine ou de flanelle, de faire usage de chaussons de laine; ces vêtemens seront changés et lavés quand ils seront humides ou salis. On se lavera souvent les pieds à l'eau chaude; on portera des sabots ou des galoches, lorsqu'on sera obligé de séjourner dans le froid et l'humidité; en un mot, on se chaussera avec propreté, et de manière que les pieds soient à l'abri du froid et de l'humidité.

» Beaucoup de personnes, surtout parmi la classe peu fortunée, ont la très-mauvaise habitude en se couchant, et plus encore en se levant, de poser les pieds nus sur le sol froid, et même d'y marcher. On ne saurait trop blamer cet usage qui deviendrait particulièrement dangereux pendant que le Choléra régnerait.

» C'est encore dans la crainte du refroidissement qu'en été même il faudra s'abstenir de coucher les croisées ouvertes. Il faudra aussi maintenir dans les habitations une chaleur *tempérée*, car les chambres trop chaudes rendent les individus qui les habitent plus impressionnables au froid auquel ils peuvent être exposés en sortant.

» C'est par la même raison qu'il faudra, autant que possible, rentrer chez soi de bonne heure, ne pas passer une partie de la nuit dans les assemblées, dans les cafés, les estaminets, les cabarets, etc., surtout lorsque les nuits sont froides et humides.

» 4° S'occuper, mener une vie active, en évitant autant que possible les excès de fatigue, est un des meilleurs moyens de faire diversion à l'inquiétude. Les occupations qui exigent de la contention d'esprit ne conviennent pas. Il en est de même des travaux qui entraînent une privation inaccoutumée de sommeil pendant la nuit.

» 5° Il a été parlé de l'utilité des ceintures et des chaussons de laine; mais il faut que ces vêtemens soient tenus proprement. La propreté est toujours très-nécessaire à la santé. Ceux qui ont le moyen de prendre de temps en temps des bains d'une chaleur agréable feront bien d'en faire usage; mais il faudra n'y rester que le temps nécessaire pour nettoyer le corps; il faudra avoir soin de se bien essuyer avec du linge chaud, et ne pas s'exposer immédiatement à l'air extérieur en sortant du bain. Cette précaution est surtout utile lorsque la saison est froide.

» Les frictions sèches conviennent beaucoup; il est facile de les administrer en se frottant ou se faisant frotter le soir, ou mieux encore le matin et le soir, le tronc, les bras, les cuisses et les jambes pendant un quart d'heure, avec une brosse douce ou avec une étoffe de laine.

» On conçoit, du reste, que pour ce qui concerne en général la manière de se vêtir, il faudra se régler selon la saison; mais dans aucun cas on ne devra se vêtir trop légèrement.

» Lorsque le Choléra règne, la manière de se nourrir est un point fort important. La sobriété ne saurait être trop recommandée. On connaît un grand nombre d'exemples où le Choléra s'est déclaré après des excès de table, et il est prouvé que les ivrognes sont plus particulièrement exposés à cette maladie.

» Les viandes bien cuites ou bien rôties

et pas trop grasses, ainsi que les poissons frais et d'une digestion facile, les œufs, du pain bien levé et bien cuit, devront former la nourriture principale. Les viandes salées et les poissons salés ne conviennent pas; on usera le moins possible de charcuterie, et l'on s'abstiendra des pâtisseries lourdes et grasses.

» Parmi les légumes, il faudra autant que possible s'en tenir aux moins aqueux, aux plus légers (1). Nous ne pensons pas devoir exclure de ces derniers les pommes-de-terre de bonne qualité. Nous approuvons même l'usage de haricots secs, de lentilles, de pois et de féves *pris en purée* (2). Les

---

(1) On doit entendre par légumes aqueux ceux qui contiennent beaucoup d'eau de végétation, comme, par exemple, les concombres, les betteraves, la laitue, etc.

(2) La robe ou pellicule de ces légumes secs ou verts ne contribue en rien à la nutrition, et elle a l'inconvénient de ne pouvoir être digérée.

crudités, telles que les salades, les radis, etc., ne conviennent pas.

» Dans la saison des fruits, il faut être très-réservé dans l'usage qu'on en fait, surtout lorsqu'ils ne sont pas parfaitement mûrs; car alors ils peuvent devenir très-dangereux. Les fruits cuits offrent moins d'inconvénient, mais ils ne devront jamais être mangés en grande quantité : encore moins devront-ils former le fond du repas.

» Il est des alimens généralement sains, mais que, par une disposition particulière de l'estomac, certains individus digèrent difficilement. Ces alimens devront, comme de raison, être évités par eux. Chacun doit à cet égard étudier son estomac.

» Il faut en temps de Choléra manger moins à la fois qu'à l'ordinaire, sauf à faire un repas de plus, mais toujours léger.

» Les boissons exigent la plus grande attention. Toute boisson froide prise quand on a chaud est dangereuse. Il ne faut se désaltérer que lorsque l'on a cessé de transpirer; c'est-à-dire qu'il ne faut pas boire froid lorsque l'on est en sueur. Les suites de cet abus sont d'autant plus funestes, que la boisson est plus froide et qu'on a plus chaud. L'eau devra être claire; l'eau filtrée est préférable à tout autre. Il faut l'aiguiser avec très-peu de vinaigre ou d'eau-de-vie lorsqu'on veut la boire pure (deux cuillerées à bouche d'eau-de-vie ou une cuillerée à bouche de vinaigre pour une pinte d'eau), surtout si la saison est chaude, et qu'on soit obligé de se livrer à un travail corporel qui, en excitant la transpiration, provoque la soif et oblige par conséquent de boire souvent. Il faut alors boire peu à la fois. L'eau rougie, c'est-à-dire à laquelle on aura ajouté un peu de bon vin, convient également. Enfin on peut faire avec succès usage d'une eau légèrement aromatisée avec une infusion stimulante, comme par exemple avec une infusion de menthe poivrée ou de camomille (une pincée de menthe ou six têtes de camomille pour une chopine d'eau bouillante, à laquelle on ajoutera, après le refroidissement, une chopine d'eau froide) (1).

» Rien n'est pernicieux comme l'abus des liqueurs fortes. Il est prouvé par un très-grand nombre d'exemples que le Choléra attaque de préférence, comme nous l'avons déjà dit, les ivrognes, et ceux mêmes qui sans faire un abus habituel de boissons fortes commettent par occasion, par entraînement, un seul excès de ce genre.

» L'usage de l'eau-de-vie prise seule et à jeun, usage si répandu dans la classe ouvrière, et si nuisible en tout temps, devient particulièrement funeste lorsque le Choléra règne. Les personnes qui ont cette habitude devraient manger quelque chose, au moins un morceau de pain, avant d'avaler

---

(1) Cette précaution d'ajouter de l'eau qui n'a pas bouilli est nécessaire, parce que l'ébullition, en privant l'eau de l'air qu'elle contenait, la rend moins facile à être digérée.

le petit verre d'eau-de-vie. Le vin blanc ne sera pas non plus pris à jeun sans la même précaution, et il ne le faudra prendre qu'en petite quantité.

» En temps de Choléra, l'eau-de-vie amère, c'est-à-dire l'eau-de-vie dans laquelle on aura fait infuser des plantes amères et aromatiques, ou encore l'eau-de-vie d'absinthe, est préférable à l'eau-de-vie ordinaire.

» Le vin, pris en quantité modérée, est une boisson convenable pendant le repas et à la fin du repas; mais il doit être de bonne qualité. Il vaut mieux boire moitié moins de vin et le choisir de qualité supérieure. Les vins jeunes et aigres sont plus nuisibles qu'utiles. Le vin rouge est préférable au blanc. Ceux qui ont le moyen de le mélanger avec une eau gazeuse, telle que l'eau de Seltz naturelle ou factice, feront très-bien de se servir de cette boisson salubre et agréable.

» La bière et le cidre, surtout lorsque ces boissons sont trop jeunes, qu'elles n'ont pas très-bien fermenté ou qu'elles sont trop aigres, disposent aux coliques, à la diarrhée, et deviennent ainsi très-dangereuses. Ce qui vient d'être dit s'applique à plus forte raison au vin doux ou moût.

Conduite à tenir lorsque le Choléra se manifeste chez un individu.

» Il résulte d'un très-grand nombre de faits observés jusqu'à présent dans les lieux où le Choléra a régné, que les cas de guérison sont en raison de la promptitude des secours, et que plus ces secours sont administrés près du moment de l'invasion, plus les chances de salut sont grandes.

» Il faut donc que chacun connaisse les premiers signes qui indiquent qu'un individu va être atteint du Choléra. Or, ces signes, qui le plus ordinairement se manifestent dans la nuit ou le matin, sont les suivans :

» Lassitude subite ou sentiment subit de fatigue dans tous les membres; sentiment de pesanteur dans la tête, comme lorsqu'on s'est exposé à la vapeur du charbon ; vertiges, étourdissement, pâleur souvent plombée, bleuâtre, de la face, avec altération *particulière* des traits : le regard a quelque chose d'extraordinaire, et les yeux perdent leur éclat, leur brillant ; diminution de l'appétit ; soif et désir de la satisfaire par des boissons froides ; sentiment d'oppression, d'anxiété dans la poitrine, et d'ardeur et de brûlure dans le creux de l'estomac ; élancemens passagers sous les fausses côtes (c'est-à-dire sous les côtes à partir du creux de l'estomac, en comptant de haut en bas) ; borborygmes (gargouillemens) dans les intestins, accompagnés surtout de coliques auxquelles succède le dévoiement, ou cours de ventre : ce dévoiement semble quelquefois diminuer les douleurs ; la peau devient raide et sèche, quelquefois elle se couvre d'une sueur froide. Quelques malades éprouvent des frissons le long de l'épine du dos, et une sensation dans les cheveux, comme si on soufflait de l'air froid.

» Ces divers signes de l'invasion de la maladie ne se présentent pas toujours dans l'ordre où ils viennent d'être tracés. Ils ne se montrent pas non plus chez tous les malades.

» Quoi qu'il en soit, lorsque plusieurs d'entre eux, notamment l'altération de la face, la lassitude, le sentiment de la brûlure dans le creux de l'estomac, les borborygmes, le refroidissement de la surface du corps, se manifestent, il faut appeler tout de suite un médecin.

Moyens à employer avant l'arrivée du médecin.

» Il faut exciter fortement la peau et y rappeler la chaleur.

» A cet effet on placera le malade nu entre deux couvertures de laine préalablement chauffées ou bassinées ; et l'on placera sur toute la surface du corps, à travers la couverture, des fers à repasser chauds ou une bassinoire. On arrêtera plus long-temps les fers sur le creux de l'estomac, sous les aisselles, sur le cœur.

» On frictionnera fortement et *longtemps* les membres avec une brosse sèche ou avec un liniment irritant, en se servant d'un morceau de laine ou de flanelle. Ces frictions devront, autant que faire se pourra, être pratiquées par deux personnes, dont chacune frottera en même temps une moitié du corps, en ayant toujours grand soin de découvrir le moins possible le malade.

» Le liniment dont la formule suit, paraît, si l'on s'en rapporte aux observations, avoir été employé avec un succès tout particulier :

» Prenez : Eau-de-vie, une chopine;
Vinaigre fort, une demi-chopine;
Farine de moutarde, une demi-once;
Camphre, deux gros;
Poivre, deux gros;
Une gousse d'ail pilée.

» Mettez le tout dans un flacon bien

bouché, et faites infuser pendant trois jours au soleil ou dans un endroit chaud.

» Ces frictions devront être continuées long-temps, et le malade devra rester couché enveloppé dans de la laine.

» On pourra aussi appliquer des sinapismes chauds sur le dos et sur le ventre, ou encore des cataplasmes de farine de graine de lin bien chauds, et arrosés d'essence de térébenthine.

» On s'est enfin servi avec avantage de petits sacs remplis de cendres chaudes ou de sable chaud, et qu'on applique sur le corps.

» L'expérience a prouvé, dans plusieurs lieux où le Choléra a régné, qu'on peut obtenir de grands avantages des bains de vapeurs vinaigrés, ou vinaigrés et camphrés.

» Ainsi, pendant qu'on cherche à réchauffer le malade par le repassage avec des fers chauds et par des frictions, on peut préparer un bain de vapeur de la manière suivante : on fait rougir des cailloux ou des morceaux de briques ou de fer; on place sous un fauteuil ou sous une chaise de cannes un vase en terre qui contient du vinaigre, auquel quelques-uns conseillent d'ajouter du camphre (2 gros de camphre dissous dans suffisante quantité d'esprit-de-vin pour une pinte de vinaigre). Ces diverses dispositions étant prises, on fait asseoir le malade déshabillé sur le fauteuil, et on l'entoure, à l'exception de la tête, ainsi que le fauteuil, de couvertures de laine qui devront descendre jusqu'au bas des pieds, lesquels devront poser sur de la laine ou sur tout autre corps chaud. On jette ensuite l'un après l'autre, et à peu de secondes d'intervalle, les cailloux ou les morceaux de briques ou de fer dans le vinaigre, qui, par ce procédé, s'échauffe et est bientôt réduit en vapeur. Le bain doit durer de 10 à 15 minutes.

» Lorsqu'on en sort le malade, il doit rester couché entre des couvertures de laine très-sèches et chaudes, où on le laissera tranquille si une transpiration *modérée* s'est établie. Dans le cas contraire, on continuera les frictions, toujours entre les couvertures, *jusqu'à l'arrivée du médecin.*

» Mais il ne suffit pas de réchauffer le corps extérieurement, il faut aussi le réchauffer intérieurement.

» A cet effet on donne de quart d'heure en quart d'heure une petite demi-tasse d'une infusion aromatique très-chaude (une infusion de menthe poivrée ou de mélisse, on la prépare comme du thé), et toutes les demi-heures, immédiatement avant la tasse d'infusion, 12 à 15 gouttes de *liqueur ammoniacale anisée et camphrée* (1) dans une cuillerée à bouche d'eau gommée (avec un

---

(1) Les pharmaciens prépareront cette liqueur de la manière suivante :

Alcool, douze onces;

Ammoniaque liquide à 18 degrés, trois onces;

Huile essentielle, une demi-once;

Camphre, un gros et demi.

Mettez et conservez dans un flacon bouché à l'émeri.

peu de sirop de gomme). On a aussi obtenu d'heureux effets dans certains lieux de *l'alcali volatil* fluor donné à la dose de 15 à 20 gouttes toutes les demi-heures ou toutes les heures dans une tasse d'une forte décoction chaude de gruau d'avoine ou d'orge mondé, ou, à leur défaut, d'eau chaude. Ce dernier médicament ne devra néanmoins être administré au plus que deux fois avant l'arrivée du médecin. A défaut de ces moyens on peut donner avec avantage l'eau pure, bue la plus chaude possible, et prise en petite quantité à la fois.

» Quoique ces divers moyens doivent être mis en usage le plus tôt possible, il faudra cependant les administrer avec ordre et sans trop de précipitation.

» Il sera utile, toutes les fois qu'on le pourra, de placer le malade dans une pièce séparée de celles qu'habitent les autres membres de la famille.

» On fera bien aussi de jeter les hardes du malade dans une eau de savon très-chaude.

» La convalescence exige des précautions que le médecin devra indiquer. Toutefois on ne saurait trop récommander aux convalescens l'observation *rigoureuse* des règles de préservation qui ont été exposées plus haut; car les personnes qui ont été atteintes du Choléra sont quelquefois exposées à des rechutes.

» Nous croyons devoir terminer cette instruction en priant très-instamment le public de n'ajouter aucune foi aux prétendus moyens préservatifs et curatifs dont les charlatans cupides font vanter les propriétés dans les journaux, ou qu'ils annoncent par des affiches placardées sur les murs de la capitale. Si l'autorité était assez heureuse pour connaître un semblable moyen, elle ne manquerait pas de le publier et de le recommander. »

REMÈDES

PROPRES A PRÉVENIR ET GUÉRIR LE CHOLÉRA.

(*Extrait des journaux.*)

Potion d'éther, laudanum et eau de fleur d'oranger édulcorée avec un peu de sucre et étendue d'eau et eau-de-vie, 2 onces de chaque égale quantité, avec laudanum, de 30 à 40 gouttes suivant l'intensité du mal; éther, de 15 à 45 gouttes; fleur d'oranger, une cuillerée à soupe : en une seule fois le tout, et répéter si les vomissemens et selles ne cessent pas.

Frictionner le malade avec de l'alcool ou eau-de-vie camphrée et flanelle. — Prendre de suite une infusion bien chaude de menthe et tilleul. — Exciter des transpirations abondantes, à l'aide de couvertures très-chaudes.

Appliquer des cataplasmes de farine de lin sur le ventre.

On peut encore administrer, comme excellent antidote, une cuillerée à café de citron, et renouveler si le malade ressent du soulagement; ou 1 gros de magnésie calcinée dans un verre de tisane, et renouveler également.

L'eau de riz mêlée avec beaucoup de sucre et un peu de laudanum produit encore de très-bons résultats.

On recommande encore comme préservatif souverain le laudanum, dont on prendra, aussitôt l'attaque, de 30 à 40 gouttes qu'on mettra dans une pinte d'eau ou de thé, dans laquelle on aura versé deux petits verres d'eau-de-vie, qu'il faut boire le plus chaud possible; mais une personne d'une faible complexion, ou fort jeune, en prendra beaucoup moins.

On prendra des lavemens mêlés d'amidon et d'opium. Nous recommandons de prendre, comme préservatif, avant de se mettre au lit, deux à trois tasses de thé aromatique bien chaud avec du sucre.

Autre préservatif. On prend du bon vin vieux, 2 litres; des clous de girofle, 1 once;

de la cannelle, 1 once; du quinquina sans être réduit en poudre, 1 once; on fait infuser toutes ces épices dans le vin, qu'on expose à une douce chaleur pendant 24 heures; on tire ensuite à clair, et on y ajoute du camphre 1 drachme, et d'esprit-de-vin demi-once qu'on verse dans le vin refroidi; on en prend 2 cuillerées à jeun le matin, et dans la journée entre les repas une autre cuillerée, dans les endroits où le Choléra s'est manifesté.

Ce qu'il y a de mieux à faire aussitôt qu'on ressent les attaques de cette cruelle maladie, c'est de provoquer la transpiration. A cet effet, nous recommandons la formule suivante, qui a été employée avec beaucoup de succès:

On prend de l'eau-de-vie bien forte, un quart de pinte; du bon vinaigre, un quart de pinte; 2 onces de graines de moutarde concassées ou pilées; 1 once de camphre; 1 once de poivre et 2 têtes d'ail; on mêle le tout ensemble et on laisse infuser pendant 2 jours au soleil ou au bain-marie.

Ensuite on fait de fortes frictions sur le cœur, le corps, les genoux, les pieds et les poignets du malade.

www.ingramcontent.com/pod-product-compliance
Ingram Content Group UK Ltd.
Pitfield, Milton Keynes, MK11 3LW, UK
UKHW020408220726
13923UKWH00004B/1814